B HYGIÈNE SOCIALE

CONTRIBUTION

À LA

LUTTE ANTI-TUBERCULEUSE

PAR L'ACTION COMBINÉE

DE LA

TUBERCULINATION

ET DE LA

MUTUALITÉ

Par F. CRÉMONT

Médecin-Vétérinaire

Guérir c'est bien, préserver c'est mieux

F. C.

AMIENS

IMPRIMERIE DU « PROGRÈS AGRICOLE »

35, Rue des Jacobins, 35

1905

CONTRIBUTION

A LA

LUTTE ANTI-TUBERCULEUSE

PAR L'ACTION COMBINÉE

DE LA

TUBERCULINATION

ET DE LA

MUTUALITÉ

PAR F. CRÉMONT

Médecin-Vétérinaire

Guérir c'est bien, préserver c'est mieux

F. C.

AMIENS

IMPRIMERIE DU « PROGRÈS AGRICOLE »

35, Rue des Jacobins, 35

1905

AVANT-PROPOS

Si *la tuberculose humaine* est considérée à juste titre comme *un véritable fléau social*, *la tuberculose bovine* est elle-même un *véritable fléau économique* et elle constitue en plus un *réel danger social;* à ce double titre, elle doit être combattue avec autant d'énergie que la première.

Depuis longtemps, le regretté professeur Nocard a fait voir *le très grand danger que la tuberculose bovine fait courir au cheptel national*, *en même temps qu'il attirait l'attention du monde savant, des praticiens, des pouvoirs publics et du public intéressé sur le danger de contagion de la tuberculose bovine à l'homme.*

Pour que la lutte contre la tuberculose bovine fût efficace, il faudrait : 1° *Que le diagnostic fût toujours établi vite et sûrement ;* 2° *Que les cas de tuberculose une fois établis, il fût possible de prendre des mesures énergiques;* 3° *Que l'indemnisation des propriétaires d'animaux tuberculeux facilitât l'application des mesures.*

Lorsque ce triple but aura été atteint, la tuberculose bovine aura vécu.

Ainsi que je le démontrerai plus loin, en m'appuyant sur les opinions autorisées du Docteur

Robin et de l'hygiéniste anglais Thorne-Thorne, la tuberculose bovine constitue une cause de contagion, *sinon méconnue, tout au moins négligée*, puisque le plus souvent les mesures prophylactiques, très complètes, proposées pour lutter contre la tuberculose, ne visent pas cette forme de contagion.

J'estime donc que c'est faire œuvre utile, en unissant mes efforts à ceux qui ont déjà été faits dans cette voie et en appelant davantage l'attention du monde médical, des autorités et du public sur une cause de contagion qui, si elle n'est pas nouvelle, pourrait être ainsi considérée, tellement elle paraît oubliée.

Je ne veux pas aborder ce modeste travail sans rendre un public hommage à Monsieur le Préfet de la Somme Tournier *qui, en prenant son arrêté du 10 Juin 1901, relatif à l'Inspection des Laiteries, s'est créé un titre de reconnaissance auprès des mères picardes qui peuvent, dès maintenant, se procurer un lait complètement inoffensif pour leurs chers bébés.*

Dans sa haute personnalité et dans celle de son distingué Collègue de l'Hérault, M. Henri Arnauld, tous salueront plus tard, deux précurseurs de la lutte antituberculeuse placée sur le terrain de la protection de l'enfance et des malades.

F. Crémont.

Août 1905.

PREMIÈRE PARTIE

PROPHYLAXIE DE LA TUBERCULOSE

Le Programme de M. le Dr Robin relatif à la Prophylaxie de la Tuberculose. — Nécessité d'y adjoindre un article : « L'Inspection et la Tuberculination des Vaches Laitières. »

L'Epigraphe de ce travail « *Guérir c'est bien, préserver c'est mieux* » en indique suffisamment l'esprit. J'estime que dans la lutte contre la Tuberculose, c'est surtout de la *Prophylaxie* qu'il faut s'occuper.

Le 14 janvier 1901, la Société des Hautes Etudes Sociales discuta la question de la lutte anti-tuberculeuse. M. le Docteur Robin, un des membres les plus éminents de l'Académie de Médecine, et qui prit une part brillante aux différents Congrès internationaux de la Tuberculose, y défendit l'idée suivante : « La réalisation matérielle des Sanatoria est à peu près impossible, leurs résultats économiques et thérapeutiques sont minimes et hors de proportion avec la dépense ; c'est le véritable bilan d'une méthode qui les considère comme la base inébranlable de la lutte anti-tuberculeuse ». Et il ajoutait : « *il faut engager la lutte sur un autre terrain, il faut surtout faire de la Prophylaxie.* »

Et comme conclusion pratique de cette discussion, le Docteur Robin esquissa un programme qui comprend :

1° L'amélioration des conditions matérielles de l'existence par le développement des Sociétés Coopératives, de la Mutualité, de l'Epargne, des Institutions de Prévoyance, et par la diminution des taxes qui augmentent le prix de la viande, du pain, du sucre et des denrées de première nécessité.

2° Une loi nouvelle imposant l'assurance obligatoire comme en Allemagne et comme le principal élément de l'organisation allemande qui soit applicable en notre pays.

3° La Fédération des Sociétés actuelles de bienfaisance et la transformation de la Croix Rouge en société d'assistance et de propagande hygiénique, ainsi que l'a indiqué le D' C. Savoire.

4° L'alimentation renforcée pour les jeunes recrues de l'année, pend nt les six premiers mois de leur séjour au régiment, avec un entrainement lent et progressif, sans surmenage.

5° La lutte contre l'alcoolisme par l'éducation anti-alcoolique, par la suppression des entraves spéciales à la consommation du vin naturel, par l'accroissement des impôts sur les spiritueux reconnus nuisibles, par des règlements administratifs, rendant plus difficile l'ouverture des cabarets ou diminuant leur fréquentation, en s'inspirant des réglements édictés par M. le général de Galiffet pendant son passage au Ministère de la Guerre, ţar la fondation de cercles ouvriers, par la suppression du privilège des bouilleurs de crus, enfin par l'aide accordée par les pouvoirs publics aux groupements qui ont entrepris cette lutte anti-alcoolique. En Suède et en Norwège, l'application d'un programme analogue a fait baisser la tuberculose de 32 %.

6° *Le développement des Colonies scolaires et marines, où suivant la saison on envoie par groupes, pour un séjour d'un ou deux mois, les enfants des écoles dont l'apparence laisse à désirer, suivant la formule recommandée par le D* Labesque.*

7° *La création de maisons hygiéniques ouvrières, hors des villes, louées à bas prix, en proportion décroissante avec le nombre d'enfants, à des familles d'ouvriers qui grouillent dans des taudis très chers, avec expulsion en cas d'alcoolisme ou de malpropreté.*

8° *L'amélioration de l'hygiène des communes, comme en Anglete re, où les centres ayant plus de 22 °/₀ de mortalité annuelle, sont déclarés malsains et peuvent être assainis d'office.*

9° *La règlementation du travail et l'application rigoureuse des lois qui le régissent.*

Tel est le programme esquissé par M. le Dr Robin auquel il serait utile d'ajouter un dixième article concernant. « *L'Inspection des Laiteries au sujet de la Tuberculose.* »

Peut-être le distingué Docteur n'a-t-il pas voulu empiéter sur le terrain vétérinaire et a-t-il omis volontairement cet article. Il aurait été bon néanmoins qu'il le signalât, ne fût-ce que pour apporter aux vétérinaires, qui tous connaissent l'importance capitale de cette mesure et souhaitent de la voir appliquer par toute la France, l'*appui moral du monde médical se manifestant par l'intervention de la haute autorité scientifique qu'est la sienne.*

Rapport à M. le Préfet de la Somme sur la nécessité de l'Inspection des Laiteries

Cette question de la Tuberculose m'a toujours vivement intéressé et j'ai toujours eu à cœur de joindre mes efforts, si modestes soient-ils, à ceux de tous les lutteurs qui se sont attaqués vigoureusement à la terrible maladie. *Aussi dès 1901*, j'ai adressé à M. le Préfet de la Somme le rapport suivant que je crois intéressant de citer in extenso :

« La Tuberculose, cette maladie commune à l'espèce humaine et à différentes espèces animales, a depuis longtemps provoqué l'émulation de savants éminents ; leurs recherches scientifiques nous ont fait connaître mieux cette maladie, et nous ont doté de découvertes qui ont permis d'en éclairer les points les plus obscurs, mais jusqu'à ce jour nous ne possédons pas son traitement spécifique. *Elle fait des progrès incessants ; il résulte de récentes déclarations du Dr Brouardel que chaque année elle fait en France 150.000 victimes.* Une pareille situation ne pouvait pas ne pas provoquer de vives alarmes et le chef du gouvernement, M. Waldeck-Rousseau, chargea, il y a un peu plus d'un an, une commission spéciale d'étudier les moyens propres à enrayer la propagation du fléau.

On va lutter contre elle par des conférences faites à Paris et en province sous le patronage de la commission, par l'installation de dispensaires (Dispensaire Émile Roux, fondé et dirigé par le docteur Calmette à Lille), installation et projets d'installation de nombreux sanatoria tuberculeux sur le territoire français. *J'estime que les Vétérinaires peuvent prendre une part active et importante dans cette lutte entreprise contre la tuberculose et leur intervention n'aura que des conséquences très* heureuses au point de vue de la défense des intérêts agricoles.

Il est établi scientifiquement que la tuberculose des animaux est transmissible à l'homme, et que les plus dangereux sont les bovidés dont la viande et le lait peuvent être dangereux lorsqu'ils proviennent d'animaux tuberculeux.

Le danger pouvant résulter de la consommation de la viande d'animaux tuberculeux, n'existe pas dans les villes *où fonctionne un service bien organisé d'inspection de boucherie*, et il est permis d'espérer que le temps est proche où ce service d'inspection sera généralisé et où, par conséquent, le danger de contagion par la viande aura disparu.

Il n'en est pas de même du lait dont l'origine est le plus souvent inconnue, et le serait-elle qu'on ne pourrait pas affirmer qu'il est inoffensif, la Tuberculose pouvant exister chez une bête ayant toutes les apparences de la santé.

Ainsi M. Nocard, le regretté professeur d'Alfort, cite dans son cours, l'exemple *d'une vacherie modèle* de Karlsruhe dont le lait était surtout destiné à *des enfants et à des malades* et dans laquelle Lydtin, le distingué chef de service sanitaire du Grand Duché de Bade, trouva *12 vaches tuberculeuses sur dix-neuf !*

L'éminent professeur conclut que ces faits, pour s'être passés à Karlsruhe, *n'en étaient pas moins navrants* et il ajoute : il ne faudrait pas chercher bien loin en France pour en trouver d'analogues. Il a vu son appréciation confirmée ici-même puis-

qu'il a pu voir, lors de l'examen pour la nomina-
tion du vétérinaire délégué, *un lait prélevé à tout
hasard, contenant des quantités infinies de bacilles
de Kock*.

Or, le lait virulent est très dangereux, *c'est le
plus sûr moyen de transmission de la tuberculose
abdominale*.

Il y aurait donc tout intérêt à connaître si chaque vache est ou n'est pas atteinte de tuberculose.

Dès janvier 1902, M. Nocard concluait de la
façon suivante, un article d'ensemble sur les injections de tuberculine, publié dans les annales
de l'Institut Pasteur.

« *Les injections de tuberculine employées méthodique-
ment pourront donc dénoncer l'existence de lésions tuberculeuses chez les animaux les mieux portants en apparence.
Avec elles, nous pourrons si nous le voulons être maîtres de
la Tuberculose qui fait des ravages si considérables, et qui,
notamment, menace dans sa source notre belle race charo-
laise, en même temps que nous rendrons les plus grands
services à l'hygiène publique.* »

Et dans le courant de cette même année, M. Nocard disait parlant des nourrisseurs : « *Tout laitier
nourrisseur intelligent, soucieux de ses propres
intérêts, devrait n'accepter que des animaux ayant
subi victorieusement l'épreuve de la tuberculine.* »

Depuis cette époque, la tuberculine a toujours
répondu à ce qu'on attendait d'elle, elle a défi-
nitivement conquis son droit de cité, son emploi
a été réglé et l'interprétation de ses résultats a
été fixée par une instruction ministérielle en date
du 4 août 1897.

Les dispositions de cette instruction ne permettent pas de combattre efficacement la tuberculose et il est évident que de nouvelles dispositions interviendront règlementant l'emploi de la tuberculine, de telle sorte qu'il sera possible de connaître et faire disparaître toutes les vaches tuberculeuses produisant un lait si dangereux pour la santé publique.

Vous pouvez, M. le Préfet, grâce à votre haute autorité, à votre influence incontestable et *surtout grâce à la grande confiance dont vous jouissez auprès de nos populations agricoles qui vous savent le défenseur de leurs intérêts, faire passer la tuberculination dans la pratique.*

Il n'est pas douteux que dans l'état actuel des choses, l'influence des vétérinaires-sanitaires n'aurait guère la chance de s'exercer *qu'auprès des propriétaires et des laitiers véritablement soucieux de leurs vrais intérêts et sachant les discerner.* Et il me plaît d'espérer que nous aurions le plaisir de voir dans ce mouvement de véritable progrès, le nouveau Directeur de la Ferme École du Paraclet qui exploite une laiterie importante, prendre la tête et donner en même temps qu'un salutaire exemple à ses collègues de la laiterie, une belle leçon de choses à ses élèves qui pourraient devenir des propagateurs de la tuberculination.

Quant aux avantages immédiats qu'on retirera de cette pratique de la tuberculination, il y aura lieu de rechercher les moyens d'en faire bénéficier : 1° *les malades des hôpitaux dont l'organisme*

offre une si grande prise à la terrible maladie ;
2° les petits enfants pauvres des crèches, qu'il y a
un intérêt considérable à mettre à l'abri des at-
teintes du mal.

Un arrêté préfectoral conseillant la tuberculination faite aux frais des propriétaires sur les vaches
laitières, sous le contrôle du vétérinaire départe-
mental aurait pour résultat :

1° Attirer l'attention des propriétaires sur un moyen de
diagnostic efficace d'une maladie qui peut rester long-
temps ignorée (Tuberculination) ;
2° Faire connaître au public, sans toutefois le lui exa-
gérer, un danger de contagion d'autant plus grave qu'il
n'est même pas soupçonné (Contagion de la tuberculose
par le lait) ;
3° Le moyen d'échapper à ce danger (Emploi de lait
provenant de vaches tuberculinées).

Les propriétaires qui tuberculineraient pourraient bénéficier de certains avantages commerciaux (inscriptions spéciales dans leurs enseignes
ou affiches professionnelles, étiquetage de leurs
récipients : pots, litres et cruches.)

La tuberculination devrait être renouvelée au
bout d'un temps à fixer ; les vaches ayant réagi et
n'ayant pas réagi seraient marquées de façon différente ; toute vache nouvelle serait soumise à l'é-
preuve de la tuberculine. Le lait serait de temps à
autre examiné au point de vue bactériologique. Le
laitier jouissant des avantages découlant de la tuberculination pourrait être frappé de déchéance.

Cette question de la tuberculination des vaches
laitières est à l'ordre du jour de la presse agricole.

M. Arthur Cadoré, publiciste agricole, a publié sur la question un intéressant article, complété par un projet d'arrêté.

Le Préfet de l'Hérault, M. Henri Arnauld, vient de prendre un arrêté dans le sens de celui sur lequel j'ai l'honneur, Monsieur le Préfet, d'attirer votre bienveillante attention.

Votre collègue de l'Hérault a pu prendre cet arrêté parce que dans son département, le service des épizooties a été aussi réorganisé. Et dans ce département comme dans le nôtre, *les vétérinaires sanitaires peuvent et doivent être les dévoués auxiliaires de l'Administration, dans la protection de la santé publique et dans la défense des intérêts agricoles.*

Les avantages découlant de la tuberculination ne profiteront malheureusement pas à l'ensemble du public parce qu'au début cette pratique ne sera pas générale. Bien plus, le lait provenant de vaches tuberculinées se vendra sûrement plus cher, et seule la partie fortunée du public profitera de cette pratique.

Mais, le souci de protéger la santé de tous stimulera toutes les bonnes volontés, celle des pouvoirs publics, des savants et des simples praticiens, et il est permis d'espérer que leurs efforts combinés rapprocheront le plus possible l'époque où, grâce à des combinaisons quelconques, *telles que la création d'assurances mutuelles* permettant d'indemniser totalement les propriétaires d'animaux tuberculeux, il sera possible de lutter sérieusement et victorieusement contre la tuberculose bovine, — par la tuberculination *dont il sera possible alors de démocratiser les heureux effets.*

Mon rapport fut renvoyé à l'étude de M. le Vétérinaire délégué Vélat, dont il reçut l'approbation et finalement l'arrêté préfectoral suivant intervint.

Arrêté préfectoral sur l'Inspection des Laiteries

PRÉFECTURE DE LA SOMME

—

Inspection des Laiteries au sujet de la Tubercu'ose

Le Préfet de la Somme,

Chevalier de la Légion d'honneur et Officier de l'Instruction publique,

Vu les lois des 21 juillet 1881 et 21 juin 1898 ;

Vu la loi du 5 avril 1884 ;

Vu les décrets et arrêtés du 28 juillet 1888 ;

Vu les instructions de M. le Ministre de l'Agriculture, en date du 14 février 1900, et sa dépêche du 10 mai 1901 ;

Vu le rapport de M. Vélat, vétérinaire-délégué, chef du service sanitaire du département ;

Considérant que l'épreuve de la tuberculine, constitue le seul système sanitaire efficace pour lutter contre la propagation de la tuberculose bovine ;

Etant donné que la tuberculose peut être transmise à l'homme, notamment aux enfants, par l'ingestion de lait provenant de vaches tuberculeuses et qu'il y a lieu de prendre des mesures pour éviter ce mode de propagation ;

ARRÊTE :

ARTICLE PREMIER. — Tout propriétaire vendant du lait destiné à la consommation, qui voudra soumettre ses animaux de l'espèce bovine à l'épreuve de la tuberculine, en vue d'obtenir une attestation de notre administration que ses vaches sont indemnes de tuberculose, devra nous en faire la demande par l'intermédiaire du maire de la commune où se trouve l'étable. Elle devra indiquer le nom et le domicile du vétérinaire qui procédera à la tuberculination et le jour de l'épreuve.

ART. 2. — L'épreuve de la tuberculine sera pratiquée aux frais du propriétaire, par le vétérinaire de ce dernier, sous le contrôle du vétérinaire délégué. Le vétérinaire opérateur délivrera, en double exemplaire, un certificat faisant connaître le résultat de ses opérations, d'après le modèle annexé au présent arrêté.

Ce certificat nous sera aussitôt adressé.

ART. 3. — Les laitiers ou propriétaires, dont les animaux ont été reconnus non tuberculeux par l'épreuve de la tuberculine, recevront de notre administration une attestation certifiant que leurs animaux sont indemnes de tuberculose.

Ils seront autorisés à se servir de cette attestation, en la reproduisant sur l'enseigne de leur vacherie, leurs avis commerciaux, leurs voitures, les vases servant au transport du lait.

ART. 4. — L'obtention de cette attestation sera subordonnée à l'accomplissement des conditions suivantes :

1° Tous les bovidés de l'étable auront subi sans réagir l'épreuve de la tuberculine, et seront reconnus indemnes de tuberculose.

Les animaux qui auront réagi seront marqués à l'oreille droite, et devront être immédiatement séquestrés ; ils seront dirigés dans le plus bref délai vers la boucherie. La place qu'ils occupaient dans l'étable commune, sera désinfectée conformément aux règlements sanitaires.

Le certificat de santé ne sera délivré qu'après l'abattage des bêtes reconnues tuberculeuses et l'accomplissement des opérations de désinfection.

2° Les animaux reconnus indemnes seront marqués à

l'oreille gauche, au moyen d'un double disque métallique, dont l'un portera estampé d'une façon indélébile : Service Sanitaire (Somme), et l'autre un numéro d'ordre.

La marque sera appliquée aux frais du propriétaire, par le vétérinaire de ce dernier, en présence du vétérinaire délégué.

3° Le propriétaire prendra l'engagement de ne vendre que du lait provenant de sa vacherie. Cette pièce sera envoyée à notre administration en même temps que la demande de tuberculination.

ART. 5. — Les propriétaires ayant reçu de notre administration l'attestation énoncée à l'article 3, seront tenus, sous peine de déchéance, de déclarer, dans les 24 heures, au maire de la commune, les animaux nouvellement achetés.

Le maire enverra immédiatement cette déclaration à la Préfecture.

Les animaux nouvellement achetés ne pourront être introduits dans l'étable qu'après avoir subi sans réagir l'épreuve de la tuberculine, et après avoir été marqués comme il est dit ci-dessus.

ART. 6. — L'attestation ne sera valable que pour une année, au bout de laquelle les animaux seront soumis de nouveau à l'épreuve de la tuberculine. S'ils sont reconnus indemnes, il sera délivré une nouvelle attestation, sur la production, par le vétérinaire opérateur, d'un certificat établi comme il est dit à l'article 2.

Si des animaux, n'ayant pas réagi à la première épreuve, montraient la réaction spécifique, il sera apposé à l'oreille droite une marque spéciale et ils devront être immédiatement isolés. L'attestation ne sera délivrée qu'après que le propriétaire se sera débarrassé des bovidés tuberculeux, et que les étables auront été désinfectées, conformément à la loi sanitaire.

ART. 7. — L'attestation mentionnée à l'article 2 sera retirée immédiatement :

1º Si toutes les prescriptions du présent arrêté ne sont pas rigoureusement observées ;

2º Si, avant l'expiration du délai d'un an, il a été reconnu qu'un animal est atteint de tuberculose ou de toute autre maladie contagieuse, à moins que cet animal n'ait été immédiatement retiré de l'étable et sequestré, que les locaux aient été désinfectés, que toutes les mesures sanitaires aient été prises, et, en cas de tuberculose, que tous les animaux de l'étable aient subi sans réagir l'épreuve de la tuberculine et soient reconnus indemnes de tuberculose ;

3º Si, dans le même délai, la présence du bacille de la tuberculose est reconnue dans le lait vendu par le propriétaire des vaches qui avaient été reconnues indemnes.

ART. 8. — Le vétérinaire délégué devra faire de fréquentes visites dans les vacheries et laiteries ayant reçu notre attestation, pour s'assurer que toutes les règles de l'hygiène y sont bien observées.

ART. 9. — MM. les Sous-Préfets, Maires, le Vétérinaire délégué, les Vétérinaires sanitaires sont chargés, chacun en ce qui le concerne, d'assurer l'exécution du présent arrêté.

Le Préfet de la Somme,
A. TOURNIER.

Amiens, le 10 Juin 1901.

Cet arrêté a reçu l'approbation de M. le Ministre de l'Agriculture.

Nécessité de généraliser actuellement, dans la mesure du possible, les dispositions de l'arrêté Préfectoral de la Somme relatif à l Inspection des Laiteries.

Postérieurement à cet arrêté, le savant Professeur allemand Koch fit au Congrès de Londres sa retentissante déclaration sur la *dualité de la tuberculose et de la non transmissibilité de la tuberculose*

2

humaine aux bovidés. Cette déclaration du savant allemand provoqua une grosse émotion; étant donnée la notoriété de son auteur. Elle fut combattue victorieusement dès son énonciation par les savants Bang Lister, Mac Fédian et Nocard. Au congrès de Berlin *la théorie de l'unité de la tuberculose fut encore soutenue victorieusement par l'Ecole Française représentée par ses plus éminents représentants, MM. Nocard et Arloing.*

En résumé la déclaration du savant allemand n'a actuellement que la valeur d'une opinion personnelle et elle n'a détruit en rien la théorie de l'*unité de la Tuberculose,* entraînant comme consé-quence le danger de contagion réciproque de l'homme aux animaux et des animaux à l'homme.

Les idées générales qui firent le fonds de mon rapport ont conservé toute leur force, elles eurent l'approbation flatteuse de mon Chef de service et les conséquences qui en découlent, et qui furent admirablement comprises par notre distingué Préfet, pourraient être appliquées par toute la France. C'est à ce titre que j'en ai fait un exposé complet.

Avant de dire les conclusions pratiques que je voudrais voir découler de cet exposé, je tiens à rappeler qu'il existe des faits nombreux et authentiques d'infection par le lait et je ne puis mieux faire que de citer la fin de la réfutation de la théorie de Kock par M. le Professeur Nocard au congrès de Londres : « Le cas le plus connu et le plus probant, concerne l'une des filles de M. le Professeur Gosse, de Genève; il a presque la valeur d'une expérience.

« Ce professeur perdit l'une de ses filles; les symptômes qu'elle présenta pendant sa maladie lui firent soupçonner la tuberculose abdominale. Désireux d'être fixé d'une façon certaine sur la cause de la mort et d'en avoir l'explication, il eût le courage de pratiquer lui-même l'autopsie de sa fille et il découvrit qu'elle était morte des suites de la tuberculose abdominale. Des recherches faites dans sa famille et dans le milieu où avait vécu sa fille ne purent pas expliquer l'origine de cette tuberculose et il désespérait de la trouver lorsqu'il se rappela que sa fille, qui allait passer ses vacances dans la montagne, aimait à y boire du lait cru. *Les vaches qui fournissaient ce lait avaient toutes les apparences de la santé,* mais un examen sérieux fit reconnaître chez l'une d'elle *l'existence de la tuberculose,* il n'y eut pas de doute pour le malheureux Professeur, sa fille était morte *victime de l'ingestion de ce lait.* »

Enfin, les travaux du grand hygiéniste anglais Thorne-Thorne prouvent jusqu'à l'évidence la réalité et la gravité du danger : *depuis cinquante ans la mortalité tuberculeuse en Angleterre a diminué de 45 0/0; pendant ce temps, la tuberculose abdominale des enfants du premier âge a augmenté de 27 0/0.* Comment expliquer ces chiffres si différents ? « C'est que depuis cinquante ans, dit Thorne-Thorne, vous avez fait beaucoup en ce pays pour assainir la maison, l'atelier, la commune, diminuant ainsi les chances d'infection par les voies respiratoires, de beaucoup plus redoutable pour les adultes ; *mais vous n'avez rien fait contre les dangers de l'infection par les voies digestives,* qui sont de beaucoup les plus fréquentes pour les enfants nourris au biberon ».

Thorne-Thorne n'hésite pas à attribuer la progression de la tuberculose des enfants du premier âge *à l'absence de toute surveillance des laiteries, de toute mesure interdisant l'usage du lait provenant de vaches atteintes de mammite tuberculeuse.*

Depuis que le grand hygiéniste anglais a formulé ses conclusions, la question de la virulence du lait des vaches tuberculeuses a continué d'être l'objet d'études approfondies et le 16 avril 1904 M. Moussu, le savant Professeur de l'Ecole Vétérinaire d'Alfort, a fait à la Société de Biologie une communication sur le danger que peut présenter la consommation du lait provenant de vaches tuberculeuses n'ayant que des lésions latentes imperceptibles de la mamelle *et qu'il n'aurait pas été possible de diagnostiquer.* Il avait choisi des vaches présentant tous les signes extérieurs de la santé, qui étaient entretenues dans des conditions satisfaisantes d'hygiène et dont le lait était livré au commerce ou consommé sur place et ce fut le lait de ces vaches qui fut étudié avec toute la rigueur scientifique qui caractérise les travaux du savant professeur. Ses expériences avaient porté sur 57 cobayes, qui avaient été inoculés avec ce lait, sur ce nombre 7 étaient devenus tuberculeux. Ces chiffres sont terriblement éloquents et ils montrent de la façon la plus lumineuse le *très grand danger* auquel sont exposés les enfants et les malades qui consommeraient pendant des mois un lait aussi virulent.

Et au point de vue commercial, il est intéressant de rappeler, *qu'un lait virulent mélangé à d'autre lait provenant de vaches absolument saines lui communique sa virulence et en fait un lait dangereux.*

L'expérience de M. le Professeur Moussu vient à l'appui de la thèse de l'hygiéniste anglais en la renforçant et nous n'hésitons pas à en tirer la conclusion qui en découle : *l'exclusion absolue de la consommation, notamment de celle des enfants et des malades, de tout lait provenant de toute vache qui aurait présenté une réaction positive à l'épreuve de la tuberculine, cette vache fût-elle indemne de tout symptôme clinique.*

Ce résultat ne sera obtenu qu'en ajoutant au programme de M. le Docteur Robin un article relatif à « l'Inspection des Laiteries au sujet de la tuberculose. »

Cet article comblera une lacune qui, en persistant, constituerait *une lézarde dans la forteresse anti-tuberculeuse.* Cette mesure appliquée généralement entraînerait pour les agriculteurs des pertes considérables et elle provoquerait dans le monde de la culture une réprobation générale qui la rendrait impopulaire pour toujours. Ce qu'il faut actuellement, c'est aller au plus pressé et tous nos efforts doivent converger vers ce but. *Soustraire l'enfant et le malade à l'alimentation par le lait rendu virulent par la présence du bacille de Kock.* Et pour y arriver, il faudrait que tous les groupements scientifiques, politiques et sociaux, que tous les congrès, que toutes les commissions qui

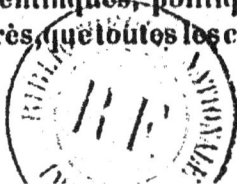

s'occupent de la lutte anti-tuberculeuse émettent le vœu suivant qui serait transmis au gouvernement.

Le (Congrès ou commission, etc...)

Considérant :

Que les dispositions de l'arrêté Préfectoral de la Somme du 10 juin 1901, relatif à l'Inspection des Laiteries, mettent les consommateurs de lait à l'abri de la Contagion de la Tuberculose rendue possibl : à la suite de l'absorption d'un lait virulent.

Considérant :

Que ce danger de contagion menace surtout les malades et les enfants.

Emettent les vœux suivants :

1° Que le gouvernement transmette dès maintenant ce: arrêté aux conseils d'administration des Hôpitaux, Gouttes de lait, Sociétés de stérilisation et de Pasteurisation du lait, Crèches, Ouvroirs, Sanatoria, Maisons de Santé, Cliniques ; qu'il appelle leur attention sur le haut intérêt de cet acte administratif et qu'il demande l'application de ses dispositions générales dans la fourniture du lait, dans les établissements ci-dessus visés, partout où les ressources budgétaires permettront l'augmentation de Crédit que nécessitera cette mesure.

2° Que le gouvernement étudie le moyen de rendre les dispositions générales de cet arrêté obligatoirement applicables dans un délai très court à la fourniture du lait dans les établissements désignés dans la première partie de ce vœu.

Le texte de ces vœux correspond au *minimum* des desiderata que comporte la question de la *lutte anti-tuberculeuse placée sur le terrain de la protection de l'enfant et des malades*, et j'estime que le

dévouement des conseils d'administration hospi-
taliers, aux intérêts des malades et des enfants
qui leur sont confiés, est assez connu pour qu'on
soit dès maintenant convaincu que, lorsque cette
importante question leur sera soumise, ils feront
tous leurs efforts pour la faire aboutir.

DEUXIÈME PARTIE

L'INDEMNISATION PAR LA MUTUALITÉ

Urgence de la généralisation de la tuberculination. La seule raison qui s'y oppose actuellement est l'indemnisation insuffisante. -- Moyen de combler la lacune.

L'adoption et la mise en vigueur des vœux qui terminent la première partie de ce travail combleraient une grosse lacune, puisqu'elles mettraient les enfants et les malades à l'abri de la contagion de la tuberculose par le lait virulent *tant qu'ils seront dans les établissements publics visés dans ces vœux*, mais il ne faudrait pas que, rentrés dans la vie courante, ils fussent exposés à ce danger *de la tuberculose par le lait*. Le seul moyen de l'éviter consiste : 1° *à généraliser et rendre obligatoire la tuberculination* et 2° *à déclarer dangereux tout lait provenant d'une vache ayant réagi à l'action de la tuberculine*.

Espérons que le projet de loi Vallé et Villejean sur l'inspection sanitaire des étables et le contrôle du lait, présenté au Gouvernement par la commission permanente de préservation contre la tuberculose, réalisera ces deux conditions.

En ce qui concerne l'emploi de la tuberculine

un progrès sérieux a déjà été réalisé puisque ce moyen de diagnostic hâtif de la tuberculose a pris officiellement place dans le *Règlement d'adminis-tration publique du 6 octobre 1904* qui déclare infecté tout le périmètre dans lequel un bovidé tuberculeux a cohabité avec d'autres tuberculeux, et qui déclare *la tuberculination obligatoire pour faire lever l'arrêté d'infection.* Malheureusement le règlement s'arrête là, il consacre l'emploi de la tuberculine, il indique les mesures qui devront être prises vis à vis des bovidés, *mais il est muet sur la question de l'usage du lait provenant de vaches reconnues tuberculeuses à la suite de l'injec-tion révélatrice de tuberculine et ne présentant pas de signes cliniques de la tuberculose.*

Le silence du règlement sur cette question n'a rien qui nous étonne, ses auteurs n'ont pas voulu *ajouter une nouvelle difficulté* à celles qui le rendent si difficilement applicable et qui touchent à des questions budgétaires *intéressant directe-ment la ferme.*

Il faut que ceux qui ne sont pas spécialisés dans ces questions le sachent bien :

L'application intégrale des dispositions du règlem·nt d'administration publique en ce qui concerne la tubercu-lose pourrait être ruineuse pour une ferme dans certains cas, malgré l'indemnité accordée qui est fixée théoriquement d'une façon équitable mais qui, dans la pratique, devient dans la plupart des cas p·esque une fiction.

Toutes ces mesures sanitaires : règlement d'ad-ministration publique, projet de loi Villejean-Vallé, sont exposées à échouer lamentablement dans la pratique tant *qu'on laissera à la charge de l'Etat les indemnités considérables qui résulteront de leur application.* Ce n'est pas tout d'avoir d'excellentes intentions, et de vouloir faire la guerre, il faut se rappeler *que l'argent est le nerf de la guerre* et que pour la faire, fût-ce même à la tuberculose, il faut de l'argent, beaucoup d'argent. *Où prendre l'argent ?* C'est ce que nous allons examiner dans cette seconde partie.

La question de l'indemnité à accorder aux propriétaires d'animaux tuberculeux tient sous sa dépendance complète la réussite de la lutte antituberculeuse dans l'espèce bovine au double point de vue économique et social. *Aussi la solution de cette question a-t-elle une importance capitale.* Il s'agit de rechercher les moyens d'appliquer des mesures énergiques à la tuberculose bovine sans léser les propriétaires de bovins qui seraient atteints par elle. Dès que l'on aborde ce sujet, le champ d'étude s'élargit soudain et ce n'est plus la seule question de l'indemnité aux propriétaires d'animaux tuberculeux, *mais la très vaste et très importante question d'indemnités en cas d'abattage qui s'ouvre devant vous.*

Je vais essayer de démontrer que *la mutualité constitue le principe idéal par excellence qui doit inspirer l'organisation de l'indemnisation à accorder aux propriétaires victimes de certaines mesures de police sanitaire, qu'elle est le mécanisme le plus parfait et le plus approprié au fonctionnement du service sanitaire, et qu'enfin elle se suffit à elle-même pour obtenir une application parfaite de la loi.*

En un mot elle est la clef de voûte de l'édifice sanitaire. Je ne me dissimule pas les difficultés de cette tâche puisque je vais me heurter à des décisions qui ont été prises *à la minorité*, dans le dernier Congrès Vétérinaire et qui ont consacré le principe des certificats d'origine et de santé.

J'estime que le progrès étant une marche incessante vers le mieux, aucune considération ne saurait vous retenir lorsqu'on croit marcher vers ce but. Et puis, dans l'espèce, *les certificats d'origine et de santé ne constituant qu'un projet, celui-ci est discutable* et il est permis de lui opposer un système qu'on juge supérieur. *L'idée mutualiste correspond plutôt aux aspirations de notre époque, où la solidarité et la prévoyance ont pris une place si grande et si justifiée.* Et dans le magnifique mouvement mutualiste qui se dessine, j'ai pensé qu'il fallait apporter résolument le geste vétérinaire et ne pas laisser aux seuls professeurs d'agriculture le bénéfice moral de la propagation mutualiste. La tâche qu'ils ont assumée en faisant une active propagande en faveur des assurances mutuelles facultatives est assurément belle, mais leurs louables efforts n'aboutiraient qu'à la création d'une œuvre assurément utile *mais insuffisante et qui ne donnerait pas le maximum de résultats utiles et de bénéfices considérables qu'on est en droit d'espérer de l'assurance mutuelle rendue obligatoire et dont le fonctionnement serait basé sur le respect absolu de la Loi de Police sanitaire.* C'est aux Vétérinaires qu'il appartient de vivifier cette œuvre en démontrant la nécessité

du caractère obligatoire des assurances mutuelles
et de leur respect de la police sanitaire.

Deux Théories d'indemnisation
1° L'Etat Providence ; 2° La Caisse des Epizooties

Lorsque le Congrès International Vétérinaire
de 1889 a étudié la question des indemnités à
accorder aux propriétaires d'animaux abattus ou
morts par suite de l'application des mesures de
Police sanitaire, le rapporteur avait conclu que :
« *toutes les indemnités seraient prélevées sur les
budgets ordinaires des Etats* ». C'était la théorie
de l'Etat Providence. M. Darbot s'éleva avec toute
l'autorité qu'est la sienne contre cette théorie de
l'Etat Providence et, au même Congrès, le regretté
professeur Nocard s'exprimait ainsi :

« *Je ne crois pas plus que M. Leblanc que l'on puisse
mettre à la charge de l'Etat les indemnités considérables
qui résulteront de la mise en pratique des résolutions du
Congrès ; la seule solution pratique c'est la création d'une
caisse des épizooties... Quelque soit le principe qui pré-
sidera à la constitution de la caisse, quelle que soit la
ressource qui le remplira, le point capital c'est de la créer.
Soyez convaincus, Messieurs, que c'est la question qui do-
mine toute notre organisation sanitaire. Si nous n'obtenons
pas cette spécialisation de ressources qui seule nous per-
mettra d'accumuler les produits des bonnes années, il nous
faut renoncer à organiser le service sanitaire. Il n'y aura
jamais d'argent au budget pour couvrir les dépenses qu'en-
trainerait l'application de nos résolutions. Elles resteront
lettre morte.* »

Le Congrès avait donc à se prononcer entre
deux théories : ou bien l'acceptation de la théorie

de l'Etat Providence avec l'inscription au budget commun des dépenses nécessitées par l'abattage, ou bien encore la condamnation de cette théorie, avec comme conséquence, l'affirmation de la nécessité d'accumuler les produits des bonnes années pour permettre d'organiser ce service sanitaire. Il opta pour la seconde et combien n'eut-il pas raison. On ne saurait en effet mieux montrer le danger de la théorie de l'Etat Providence qu'en citant cette déclaration faite par la fédération du Livre à l'occasion de la discussion au sujet de la création de sa caisse de secours :

« *La notion du devoir s'affaiblissant de plus en plus en faveur de cette opinion qui semble gagner chaque jour plus de terrain, que l'action de l'Etat doit se substituer à l'action de l'individu, c'est-à-dire que devant la désertion de tous les devoirs sociaux par l'individu on met à la charge de la société anonyme, aveugle, indifférente, toutes les obligations sociales et morales C'est extrêmement simple à concevoir mais c'est plus difficile à réaliser, car en définitive la princesse se cache toujours derrière le contribuable sous quelque forme qu'on la sollicite* ».

Moyens d'alimenter la Caisse des Epizooties

CERTIFICATS D'ORIGINE ET DE SANTÉ. MUTUALITÉ.

Le Congrès de 1889, après s'être prononcé en faveur de la théorie de la capitalisation des réserves, légua aux Congrès ultérieurs le soin de rechercher les moyens d'y parvenir. Le Congrès de 1900 a étudié la question et il s'est prononcé en faveur de *la création des certificats d'origine et de santé.*

Cette solution est-elle la vraie, l'idéale ? *Je ne*

le pense pas. Je ne sortis pas absolument convaincu de la séance du congrès où fut discutée cette importante question. Et il faut bien reconnaître du reste que la discussion fut plutôt de pure forme que vraie. Le rapport de l'honorable Monsieur Larmet fut distribué en séance seulement quelques instants avant la discussion qui eut lieu, on peut le dire, *au pied levé*. J'y pris part pour me permettre d'exposer des idées tout à fait personnelles, qui réservaient l'avenir. Depuis cette époque mon idée ne fit que mûrir et une conférence faite ici par l'éminent Dr Calmette de Lille acheva de me convaincre des avantages qu'offrait *su les certificats d'origine et de santé une solution différente qui n'est autre que la mutualité.*

Définition et critique des Certificats d'origine et de Santé.

Ainsi qu'on le verra plus loin je ne nie pas de parti pris les avantages sérieux qui peuvent résulter de la délivrance des certificats d'origine et de santé, *mais j'estime qu'il y a lieu d'en réglementer et surtout d'en limiter l'usage*, parce que je crois que la généralisation et l'imposition de cette mesure se heurteraient à des difficultés presque insurmontables dans l'application et iraient ainsi à l'encontre du but visé. En un mot je pense *que le certificat d'origine et de santé excellent en soi pour aider à obtenir la limitation et la disposition des foyers d'infection en cas d'épizootie grave et étendue, serait abusif, s'il était créé pour alimenter une caisse des épizooties en accumulant le produit des bonnes années.*

Avant d'aborder l'étude de la mutualité appliquée à la police sanitaire il est indispensable que je dise sommairement les imperfections que je reproche aux certificats d'origine et de santé.

Les certificats d'origine et de santé, ainsi que l'indique leur nom, sont *des certificats d'identité appartenant à des animaux en bonne santé et qui leur sont délivrés ou plus exactement qui sont vendus, à leurs propriétaires.*

Ils devront toujours accompagner : 1° les animaux étrangers importés en France ; 2° les animaux indigènes transitant d'un point quelconque à un autre du territoire français. Le prix de leur vente alimentera la caisse des épizooties.

La vente de ces certificats aux propriétaires d'animaux sera faite dans chaque commune par un inspecteur du bétail choisi parmi ses habitants, placé sous le contrôle du vétérinaire sanitaire et payé sur les fonds de la caisse des Epizooties.

Il semble à première vue que ce système ne doive donner que de bons résultats ; nous allons voir en l'examinant de plus près que nous sommes victimes d'une illusion et que de graves reproches peuvent lui être adressés.

1° ILS SERONT UNE ENTRAVE AU COMMERCE. — Dès 1889, l'honorable M. Delamotte *rapporteur de la question des indemnités au Congrès vétérinaire*, s'élevait contre les certificats qui, disait-il, *entraveraient le commerce.* Ce reproche peut leur être continué et la création de ces certificats constituerait une mesure qui serait jugée vexatoire et qui se heurterait à de grandes difficultés pour ne pas dire à des impossibilités d'application.

2° LA CRÉATION D'INSPECTEURS DU BÉTAIL PERMET QUELQUES CRITIQUES TOUT A FAIT JUSTIFIÉES. — La création de ces certificats entraînera avec soi l'apparition d'une *nouvelle catégorie de fonctionnaires* dont la rétribution imposera une lourde charge au budget des recettes de l'institution. On peut affirmer hautement que la rémunération de ces agents, *pour si modeste qu'elle soit, sera encore trop lourde comparée au budget total de l'institution des certificats d'origine et de santé*. On pourra lui faire le même reproche qu'au budget de l'assistance publique qui lui aussi est trop grevé par le fonctionnarisme de cette institution. *Et puis que seront ces inspecteurs ?* Ces agents auront-ils véritablement la *compétence nécessaire* pour intervenir dans des questions aussi importantes que celles du domaine sanitaire ? L'attribution de fonctions aussi graves à des gens *si peu préparés et si peu qualifiés* n'entraînera-t-elle pas par comparaison *la diminution de prestige du vétérinaire en amoindrissant son rôle ?* Ces inspecteurs auront-ils bien toujours *l'indépendance de caractère* indispensable pour examiner les questions avec toute *l'impartialité voulue ?* ne seront-ils pas enclins à céder *aux influences locales et politiques de leur milieu.* Leur attitude ne pourra-t-elle pas avoir pour conséquence *d'engager le vétérinaire sanitaire dans des questions irritantes ?* Le vétérinaire sanitaire ne pourra-t-il pas se trouver *un peu* désarmé devant son inspecteur : 1° *d'abord que ce fonctionnaire ne s'improvisant pas sera difficile à remplacer ;* 2° *parce que celui-ci pourra être la créature d'une personnalité à ménager.* La responsa-

bilité *réelle ou morale* du vétérinaire ne se trou-
vera-t-elle pas engagée par le fait d'un fonctionnaire en fait irresponsable ? N'aurait-il même que
sa responsabilité morale que ce serait encore
trop.

3° Tous les Vétérinaires seront transformés
en autant de fonctionnaires. — Avec cette institution des certificats, le Vétérinaire sera toute
sa vie, *qu'il le veuille ou non*, un fonctionnaire au
sens propre du mot. Je n'ai pas besoin de m'appe-
santir sur les raisons nombreuses, personnelles et
justifiées, qui font que certains de nos confrères
qui, quoique très dignes d'être d'excellents Vétérinaires sanitaires, ne voudront pas se plier à
toutes les exigences du fonctionnarisme. Il y a là
une question de liberté individuelle dont le bien
fondé n'est pas discutable.

4° L'apparition des certificats d'origine et de
santé portera un trouble profond dans l'organisation du service sanitaire. — Elle nécessite
la formation *de circonscriptions sanitaires* et cette
mesure irait en effet à l'encontre d'un vœu du
Congrès qui s'est nettement prononcé *en faveur
de l'attribution des fonctions sanitaires à chaque
Vétérinaire dans l'exercice de sa clientèle.* Qu'il
me soit permis de proclamer en passant *que le
service sanitaire de la Somme réorganisé dans ce
sens (chaque Vétérinaire sanitaire dans sa clientèle)
n'a donné que des résultats heureux tant au point
de vue général qu'au point de vue professionnel.*

Telles sont les principales raisons qui me font
rejeter les certificats d'origine et de santé en tant

3

que mesure généralisée dans le but d'alimenter une caisse des Epizooties.

MUTUALITÉ

—

Assurances « Mortalité-Bétail ». La nécessité de les rendre obligatoires et de placer à leur base l'observation rigoureuse de la Police sanitaire. Leur organisation.

Le rejet des certificats d'origine et de santé m'a obligé à rechercher la ressource qui aboutira à l'alimentation de la Caisse des Epizooties.

Je n'en ai pas trouvé de meilleure que celle fournie par la *Mutualité* ; j'estime, en effet, qu'à l'action des maladies contagieuses, on ne peut opposer rien de plus efficace que la Mutualité.

La maladie contagieuse, par les conséquences qui en découlent, a toujours une *action négative*, si je peux m'exprimer ainsi. Elle entraîne pour tous les propriétaires dont les animaux sont atteints une solidarité ou plutôt une réciprocité malheureuse dans ses effets, se manifestant :

1° *Par la contagion qui s'établit et qui crée un danger commun ;*

2° *Les pertes qu'elle occasionne et qui se traduisent par une dépréciation ou par une perte complète.*

Les conséquences de la Mutualité se traduisent toujours par *une action positive*. Elle entraîne pour tous les propriétaires qui se mettent sous sa protection une solidarité heureuse se traduisant : 1° *par l'établissement des mesures sanitaires organisant la prophylaxie ; 2° par la réparation des pertes par l'indemnisation.*

La Mutualité renferme en elle-même *tous les éléments réparateurs correspondant aux éléments dépréciateurs ou destructeurs*, conséquences d'une maladie contagieuse.

Aucune mesure ne peut, à mon avis, suppléer la Mutualité, *elle est un instrument merveilleux, incomparable de police sanitaire.* Et si les essais qu'on en fit jusqu'à ce jour, ne furent pas très encourageants, cela tient à ce qu'elle ne fut pas utilisée dans les conditions les meilleures. Et pour cela que faudrait-il faire ? Deux choses : 1° *D'abord rendre l'assurance obligatoire et* 2° *placer à sa base l'observation rigoureuse de la police sanitaire.*

1° LA RENDRE OBLIGATOIRE. — Le vieil adage « *qui veut la fin veut les moyens* » ne trouvera jamais de meilleure application. L'assurance mutuelle est en effet une de ces mesures qui doivent s'imposer. Elle doit avoir pour résultat de combattre *les effets de la maladie contagieuse,* qui, il faut le reconnaître, *sont souvent le résultat de l'imprévoyance. Or, il n'est pas facile d'inculquer à de pauvres ménagers, des idées de prévoyance ni de faire comprendre à des cultivateurs heureux que la maladie contagieuse peut s'abattre chez eux avec tout son cortège de pertes, même de ruine ; et ceux-là seuls profitent des avantages de la Mutualité qui sont prévoyants et instruits ; il en est ainsi avec la Mutualité facultative. Aussi ne faudra-t-il pas hésiter à rendre cette mesure obligatoire afin que tous en profitent et qu'elle cesse, selon la forte expression du Dr Calmette,d'être un privilège dont jouissent seulement les prévoyants et les instruits.*

Il ne faut du reste pas pousser l'amour de la liberté jusqu'à réclamer celle de l'assurance du bétail contre la maladie ; *la liberté de l'assurance ne doit pas se traduire par la liberté de laisser le cheptel national exposé aux dangers résultant de la propagation des maladies contagieuses.*

2° IL FAUT PLACER A LA BASE DE LA MUTUALITÉ L'OBSERVATION RIGOUREUSE DE LA POLICE SANITAIRE. — Il faut faire de cette disposition *la condition sine qua non* de la mutualité « assurance bétail ». Il est incontestable qu'en organisant ainsi les mutualités « assurance bétail », *celles-ci deviendraient de véritables coopératives de santé.* Et c'est précisément dans cet ensemble de mesures sanitaires prévues que trouverait sa place *le certificat d'origine et de santé.* Les caisses locales de communes indemnes de maladies contagieuses seraient toujours en droit, *en cas d'épizooties prenant de l'extension, d'exiger cette pièce de garantie* pour tout animal introduit dans leur ressort.

QUE DEVRAIENT ÊTRE CES CAISSES ? — En vertu de ce principe que la solidarité diminue dans une association fort nombreuse et que l'intérêt est plus étroitement engagé dans une petite collectivité, il est tout indiqué d'établir la caisse dans un rayon restreint. Or la surface la plus restreinte, c'est la commune. *Les caisses doivent donc être communales*

COMMENT SERONT-ELLES ALIMENTÉES ? — Par des cotisations et pour que celles-ci soient justes, il faut qu'elles soient variables avec la valeur des animaux et les ressources locales. Or, cette valeur des animaux ne peut être connue que dans un petit rayon, où l'estimation peut se faire sans dérangement ni difficulté. Donc l'assurance *doit être locale avec cotisation préalable et variable.*

QUELLE SERA LA COTISATION ? — La prime à verser sera à établir proportionnellement au résultat espéré de la mutualité, mais on devra s'inspirer de cette considération que, *dans une assurance bien comprise, le cultivateur doit rester son propre assureur pour au moins un tiers de la valeur à* assurer, car *une caisse de secours ne doit pas être une source de profit, mais elle doit être surtout moralisatrice contre l'adversité.*

De même que les assurés font acte de prévoyance en se faisant inscrire à la mutuelle bétail de la localité, de même les caisses locales doivent elles-mêmes faire acte de prévoyance, en pensant que dans certaines années leurs sinistres à payer seront plus élevés que leurs encaissements ? *D'où, pour les caisses, la nécessité de se prémunir contre cette éventualité.* Le moyen à leur portée est la réassurance par la fédération des caisses voisines qui peuvent se syndiquer entre elles et même réassurer leur caisse fédérale ainsi formée à une dernière caisse formée par la syndicalisation des caisses fédérales pour constituer une caisse centrale, *la centrale mutuelle.* L'assurance mutuelle, de simple qu'elle était au début, est devenue combinée. Donc pour nous résumer, l'assurance mutualité bétail doit être une *assurance mutuelle combinée avec, à la base, l'assurance communale à prime préalable et variable.*

QUEL SERA LE FONCTIONNEMENT DE CES CAISSES ?

Leur fonctionnement sera assuré par un conseil
d'administration désigné par les mutualistes et
choisi parmi eux. Ces fonctions, s'exerçant sur
place, seront absolument gratuites. Les administrateurs des caisses locales délégueront un de
leurs membres pour siéger au conseil d'administration de la caisse fédérale, et celle-ci, ou même
plusieurs caisses fédérales voisines, pourront dé-
signer un de leurs membres pour les représenter
au sein du Conseil de la Centrale mutuelle. *Les
fonctions* des administrateurs fédéraux et centraux
resteront gratuites, mais lorsque ceux-ci seront
obligés de se déplacer, ils toucheront des frais de
déplacement équitables prélevés sur leurs caisses
respectives. En dehors du rôle important de ces
administrateurs, qui ne produira que des résultats
heureux, il n'est pas présomptueux d'escompter
dès maintenant tout le bénéfice moral qui décou-
lera de leurs fonctions et on peut appliquer à ces
administrateurs, avec une légère variante, l'opinion
*du président Roosevelt (Recueil de ses discours,
par le professeur Isoulet)* formulée dans un discours sur *la camaraderie* et *la sympathie comme
facteurs politiques :*

« Aussi longtemps, dit-il, que les hommes seront
« séparés par leurs lignes de caste, chaque corps
« ayant ses amusements, ses intérêts, ses occu-
« pations à part, il est certain qu'ils se regarde-
« ront l'un l'autre avec cette méfiance instinctive
« qu'ils éprouvent pour des étrangers. L'homme
« ordinaire, quand il n'a aucun moyen d'entrer en
« contact avec un autre ou d'acquérir quelque
« idée des intuitions et des aspirations de cet

« autre, ou bien ignore complètement ces idées
« et ces aspirations ou bien éprouve envers elles
« une espèce d'aversion. *Mais des hommes qui*
« *travaillent ensemble, qui poursuivent un même*
« *résultat auquel ils s'intéressent intensément, sont*
« *très vite sûrs de dédaigner et d'oublier la situa-*
« *tion sociale ou l'occupation de classe de l'homme*
« *qui est leur ami ou leur ennemi. Ils descendent*
« *jusqu'au roc tout nu ; ils ne font cas que du*
« *caractère et de la capacité.* »

Il en ira ainsi *dans toutes les organisations mu-*
tuelles et leur constitution peut ouvrir des *horizons*
nouveaux et contribuer dans une large mesure à
ramener dans notre cher pays *l'union et la con-*
corde qui ont été si souvent mises à mal dans la
tourmente politique.

Résultats de la Mutualité
intéressant directement les Propriétaires d'animaux

Envisagés dans leur ensemble et de quelque
côté qu'on se tourne, ces résultats sont merveilleux. Ainsi en Allemagne la mutualité obligatoire
a permis aux caisses mutuelles de maladie et
d'invalidité, vieillesse d'encaisser *en dix ans*, de
1891 à 1900, et à l'aide de versements modiques,
des réserves s'élevant *à un milliard 200 millions*
de francs. Et ici en France, M. Deschanel disait
dernièrement dans un discours prononcé à Lille :
« Depuis dix ans *la mutualité a coûté à l'État un*
million par an. L'assistance publique, elle, lui a
coûté *260 millions par an. Si la mutualité avait*
disposé seulement de la trentième partie de ces

*sommes, quel pas aurait été fait pour le problème
des retraites. »*

La mutualité qui donne de si merveilleux résultats lorsqu'on l'organise solidement, ne peut
que les continuer dans son application à l'assu
rance bétail obligatoire !

Les débuts de cette organisation peuvent être
pénibles, ce sera à l'État et aux Conseils géné-
raux à l'encourager par l'allocation de secours qui
ne grèveront pas le budget puisqu'ils correspon-
dront aux allocations actuellement prévues par la
loi. Il suffira d'une nouvelle affectation des fonds
versés.

1° *Par l'État.* Il est évident que *sous le régime
de la mutualité généralisée et obligatoire* les secours de l'État n'iraient plus *aux particuliers,*
mais aux *groupements mutualistes* auxquels ils
seront affiliés, et cela dans des conditions et des
proportions qui seraient établies ultérieurement
par l'administration compétente.

2° *Par les départements.* Il s'agira dans ce
deuxième cas des ressources provenant de l'économie faite par les départements sur leur crédit
prévu pour assurer le fonctionnement du service
sanitaire. Je démontrerai plus loin que sous le régime mutualiste, *le service sanitaire pourra être
uniformisé, fonctionnera parfaitement avec son
maximum d'effet utile et qu'il sera assuré en dehors
de l'intervention financière des départements.* Il
ne sera donc que juste que le département qui
s'imposait des sacrifices pour rétribuer des fonctionnaires (les vétérinaires sanitaires) consacre
tout ou partie des fonds ainsi utilisés et qui de-

viendront disponibles à une caisse de solidarité, *en encourageant les caisses fédérales et locales*

Si des épizooties graves survenaient, capables de compromettre l'existence des assurances, l'Etat pourrait être appelé exceptionnellement à donner un large subside.

Il n'est pas téméraire d'entrevoir dès maintenant *après de courtes années de gène,* la longue série des années d'abondance *ou la prospérité règnerait en maîtresse dans les caisses.* A cette époque il sera possible :

1° *S'il y a des arrérages d'en faire la remise* aux cultivateurs réellement nécessiteux, car il ne faut pas oublier que les mutuelles *sont avant tout des instruments de solidarité et que celle-ci doit s'exercer en faveur des déshérités de la vie.*

2° *De dégréver les assurés* en diminuant légèrement le montant de la prime.

Et si l'on pense que l'assurance mutuelle obligatoire a permis aux Allemands d'accumuler en dix ans de pareilles réserves, n'est-il pas permis d'espérer des résultats aussi satisfaisants. Et alors les mutualistes, qui auront donné un si bel exemple de prévoyance, recueilleront tout le fruit de leurs efforts. Ils ne voudront pas *laisser improductif le capital créé par eux ;* ils seront libres d'en disposer et de le faire fructifier à leur gré, *et comme ils ne sauraient le faire dans de meilleures conditions* qu'en en conservant la surveillance, ce capital pourra servir à alimenter les banques de *crédit agricole.* Les cotisations capitalisées produiront donc de l'intérêt dès leur encaissement.

Résultats de la Mutualité se rapportant à l'intérêt général

Après avoir étudié la mutualité au point de vue du principe mutualiste, de la constitution des assurances mutuelles, de leur organisation, de leur fonctionnement et de leurs avantages directs pour les mutualistes, il nous reste à examiner les conséquences de cette institution au point de vue général et enfin au point de vue professionnel. J'envisagerai donc : 1° le service sanitaire ; 2° la lutte antituberculeuse ; 3° les échanges commerciaux ; 4° l'application de la loi sanitaire ; 5° les débouchés vétérinaires.

1° SERVICE SANITAIRE. — FONCTIONNEMENT. — Au point de vue général, la première et la plus heureuse des conséquences est sûrement celle qui a trait au service sanitaire. Avec cette organisation idéale, le rôle du vétérinaire sanitaire aura un caractère tout différent de celui qu'il a actuellement ; celui-ci, qui sera toujours le vétérinaire du propriétaire, deviendra le conseil médical de tout le groupement mutualiste puisque son intervention chez un seul mutualiste aura des conséquences qui se répercuteront chez tous ses *collègues*. Or, quel est le but poursuivi dans tous les groupements mutualistes. C'est incontestablement de les mettre dans les conditions les plus favorables pour porter et maintenir à son plus haut degré la prospérité de ces groupements. Il s'en suivra donc que l'intervention du vétérinaire prendra, comme je le disais plus haut, un caractère bien particulier, elle ne sera plus considérée,

ainsi qu'elle l'est actuellement, comme désagréable
et plutôt gênante, elle *prendra le caractère d'une
intervention bienfaisante*, dont le but sera de
diminuer autant que possible les résultats fu-
nestes qui sont la conséquence de l'apparition
d'une maladie contagieuse. Le passage suivant
que nous empruntons à un journal local fera bien
comprendre la façon dont fonctionnera le service
sanitaire et le rôle du vétérinaire. « Les prescrip-
« tions hygiéniques relatives à l'entretien du bé-
« tail, ne pénétreront dans nos campagnes que
« par la diffusion de l'instruction et par la mutua-
« lité. C'est en organisant les caisses d'assurances
« mutuelles qu'on développera chez nos popula-
« tions rurales des rapports de solidarité profes-
« sionnelle : lorsque dans chaque commune on
« aura installé une caisse, lorsqu'on aura fait
« comprendre aux petits cultivateurs, aux petits
« ménagers souvent gênés par la perte d'une
« vache, que pour une faible somme ils trouve-
« ront une garantie efficace contre les sinistres
« qui frappent leurs étables, ce jour-là on leur
« aura enseigné qu'ils sont solidaires les uns des
« autres, que leurs intérêts sont communs et que
« tout sinistre qui atteint l'un d'eux les atteint
« tous.

« *Qu'alors, une maladie contagieuse se déclare
« dans une étable, chez un ignorant des prescrip-
« tions hygiéniques, chez un cultivateur plus ou
« moins négligeant, vous verrez tous ses voisins qui
« viendront le raisonner et le convaincre de la
« nécessité des mesures à prendre.*

« Et si, au contraire, la maladie se déclare chez
« un éleveur éclairé, celui-ci prendra lui-même
« les précautions indispensables et préviendra les
« éleveurs de l'endroit.

« A l'heure actuelle, quand la maladie se dé-
« clare chez un cultivateur, celui-ci cache la ma-
« ladie, se garde bien d'en prévenir les autres qui
« seraient trop heureux s'il était le seul atteint
« par le fléau. »

*Rétribution du Service Sanitaire. — Uniformisation
de ce service. — Le Vétérinaire délégué Fonctionnaire
d'Etat. —* Actuellement le département paie les
honoraires de deux visites sanitaires, la 1re de cons-
tatation et la 2e de levée d'infection. *Il ne pouvait en
être autrement*, le gouvernement se rendant compte
que les mesures sanitaires seraient *difficilement
acceptées* par les propriétaires, a voulu les encourager à les supporter *en leur payant ces deux visites.
Il en sera tout autrement* lorsque le propriétaire,
devenu *mutualiste*, interprètera comme nous venons de le dire ces visites sanitaires. *Il les acceptera
facilement*, il appréciera qu'il en est *le vrai béné-
ficiaire* et il n'hésitera pas à en payer les honoraires. Le département qui paie actuellement les
vétérinaires sanitaires se trouvera donc dégrevé
de la somme qui leur est allouée et il lui sera
possible, comme je le disais plus haut, *de sub-
ventionner les caisses mutuelles assurance bétail.*
Et je crois ne pas trop m'avancer en affirmant que
les agriculteurs seraient bien plus sensibles aux
avantages que leur procurerait *la protection de leurs
animaux* qu'au *remboursement des honoraires de
deux visites sanitaires.*

J'ai exposé quel sera le rôle d'un vétérinaire sanitaire vis-à-vis des mutuelles assurances bétail. *Or comme la généralisation et l'obligation de l'assurance mutuelle entraîneraient l'uniformité parfaite de la situation de toute la France au point de vue sanitaire il s'en suivra que le rôle du vétérinaire sanitaire sera le même dans toute la France et que l'uniformité sanitaire de la France entraînera l'uniformisation de son service.* Il n'est pas douteux que le service sanitaire ainsi appliqué donnera son *maximum* d'effet utile.

Du jour où nous aurions le service uniformisé, il serait possible de donner au Vétérinaire délégué son *véritable caractère.* Le département n'intervenant plus directement dans l'organisation du service sanitaire par ses finances, le Vétérinaire délégué *pourra devenir un fonctionnaire d'État placé* auprès du Préfet comme *Conseil Vétérinaire technique* et dont le rôle sera surtout de *Direction et de contrôle.*

Je crois avoir démontré aussi sommairement que possible toute l'économie de ce projet ; je ne crois pas trop m'avancer en affirmant que la mutualité organisée devra être la clef de voûte de *l'édifice sanitaire.*

2° LA LUTTE ANTI-TUBERCULEUSE. — Il suffit de la mentionner ; nous venons de voir longuement comment son succès est entièrement lié à celui de la lutte contre la tuberculose bovine et pourquoi celle-ci est jusqu'à présent si difficile et si inefficace à cause *de l'indemnisation insuffisante actuelle qui a une répercussion désastreuse sur le*

*budget de la ferme et qui peut, dans certains cas, en-
traîner la ruine.* Le jour où l'indemnisation sera
organisée d'une manière large et suffisante, ce
jour là la question aura fait un pas de géant. La
mutualité organisée est seule capable de l'aider
à le faire.

3° ECHANGES COMMERCIAUX. — L'assurance mortalité-bétail, ayant à sa base l'observation rigoureuse de la police sanitaire pourrait être comparée
à une véritable coopérative de santé créant dans
tous les centres mutualistes, et conséquemment
dans toute la France, une ambiance sanitaire des
plus rassurantes au milieu de laquelle les échanges
commerciaux nationaux, s'effectueront avec la plus
grande liberté et vers laquelle les exportations
viendront s'approvisionner avec la plus grande
confiance.

4° L'APPLICATION DE LA LOI SANITAIRE.— J'ai déjà
fait voir comme cette application sera facile, j'au-
rais pu dire qu'elle sera automatique. Il n'y aura
plus de réfractaires. Que se produira-t-il chaque
fois qu'une maladie se déclarera? Il se produira
sûrement ce fait, *que spontanément le mutualiste
victime se soumettra aux mesures ou que spontanément les mutualistes voisins les lui feront prendre.* Il
est inutile d'ajouter que le récalcitrant qui pourrait exister se verrait privé des bénéfices de l'assurance sans compter la possibilité d'un recours
de la collectivité contre lui.

5° DÉBOUCHÉS PROFESSIONNELS.—Certaines régions
de notre beau pays de France sont absolument
déshéritées au point de vue vétérinaire, les raisons en sont connues de tous, on sait que cette

situation est dùe surtout à l'état d'esprit de ces régions qui est tel *qu'un vétérinaire y rencontrerait, sinon une hostilité nette* lui prouvant qu'on lui préfère l'empirique, mais tout au moins *un accueil si peu encourageant* que les mieux intentionnés hésitent avant d'aller mettre leur dévouement au service des populations agricoles de ces régions.

Il est permis d'espérer que l'organisation de la Mutualité modifierait heureusement cet état d'esprit et conséquemment les dispositions qui en découlent, et que *dans ces conditions nouvelles* les jeunes vétérinaires n'hésiteraient pas à aller s'installer dans ces régions.

Telles sont, développées aussi brièvement que possible, les idées que nous résumerons dans les vœux suivants :

A. Le (Congrès, commissions, etc...) convaincu que le succès complet de la lutte antituberculeuse est intimement lié à celui de la lutte contre la tuberculose bovine.

Considérant,

Que cette lutte contre la tuberculose bovine doit être menée avec la dernière énergie, tant à cause du danger croissant qu'elle fait courir au cheptel national, que de la menace de contagion qu'elle fait peser sur l'espèce humaine et qui tous deux ont été signalés depuis de nombreuses années par le regretté professeur Nocard ;

Considérant,

Que le seul moyen d'aboutir dans cette lutte réside dans une indemnisation large et suffisante des propriétaires d'animaux tuberculeux ;

Considérant.

Que cette indemnisation ne peut être assurée que par la

Mutualité et que celle-ci, dans l'espèce, doit produire son effet par l'assurance Mortalité-Bétail ;

Considérant,

Que les résultats heureux de l'assurance Mortalité-Bétail ne peuvent se produire avec leur maximum d'effet utile qu'autant que ces assurances seront obligatoires et par conséquent généralisées ;

Considérant,

Que l'assurance Mutualité-Bétail obligatoire entraînerait l'uniformisation du service sanitaire vétérinaire.

Emet le vœu :

1° Que la Mutualité soit le principe qui inspire l'organisation de l'indemnisation des propriétaires d'animaux atteints des maladies contagieuses pour lesquelles une indemnité est accordée actuellement par le budget ordinaire de l'Etat ;

2° Que le gouvernement, s'inspirant du vœu précédent dépose un projet e loi créant l'assurance Mortalité-Bétail obligatoire, organisée de façon à être une assurance mutuelle combinée *avec à la base* l'assurance communale autonome à prime préalable et variable *tenant compte des ressources locales et des besoins régionaux.*

B. Le (Congrès, commission, etc...)

Considérant,

Que l'observation rigoureuse des mesures de police sanitaire ne pourrait que faire régner la prospérité au sein des groupements mutualistes d'assurances Mortalité-Bétail.

Emet le vœu :

Que si l'assurance Mortalité-Bétail est créée t organisée, l'observation rigoureuse des mesures de police sanitaire en soit une des conditions principales dont l'inexécution en-

*traînerait pour le délinquant la déchéance des avantages
de ladite assurance.*

Je ne sais si mes efforts aboutiront à pousser
une pierre dans la fondation de la forteresse anti-
tuberculeuse, mais j'estime que l'étude de la lutte
antituberculeuse trouve sa récompense en elle-
même, parce qu'elle procure à celui qui s'y livre,
l'intime satisfaction d'essayer d'être utile à son
pays, en abordant de multiples questions d'intérêt
général et social, ainsi qu'à sa profession, qui en
cas de réussite, pourra recueillir tout le bénéfice
moral de son intervention.

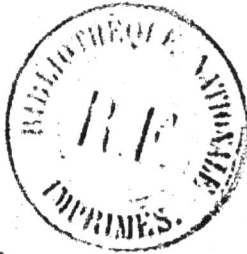

TABLE DES MATIÈRES

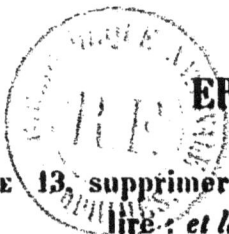

ERRATUM

PAGE 13, supprimer *de* à la dernière ligne et lire : *et la non transmissibilité.*

» 14, 5ᵉ ligne : mettre une *virgule* après *Bang.*

» 23, 4ᵉ ligne, lire : à la *majorité* au lieu de *minorité.*

» 26, 27ᵉ ligne, lire : *disparition* au lieu de *disposition.*

» 35, 21ᵉ ligne, supprimer *et* — mettre : *et de* avant vieillesse à la 22ᵉ ligne.

» 37, 1ʳᵉ ligne, remplacer *caisse* par *œuvre.*

www.ingramcontent.com/pod-product-compliance
Lightning Source LLC
Chambersburg PA
CBHW050532210326
41520CB00012B/2545